PAUL LEDRU

L'URO-INTRA-DERMO-RÉACTION dans la SÉMÉIOLOGIE de la TUBERCULOSE PULMONAIRE

La souffrance et la mort ont payé la Victoire...

. . . .

O glorieux blessés de la tuberculose,
Morts vivants étendus à jamais dans vos lits,
La victoire a laissé dans son apothéose
Ses feuilles de laurier baiser vos fronts pâlis.

Gaston CLOPEAU.

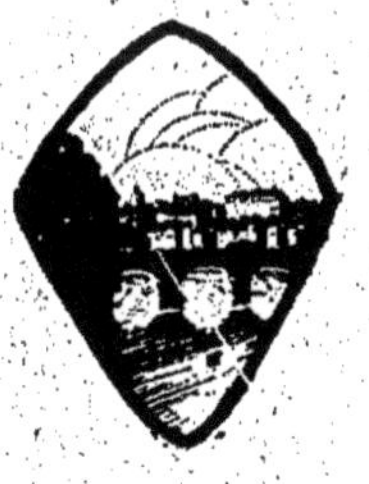

LYON
IMPRESSIONS-ÉDITIONS DES DEUX-COLLINES
3, RUE DAVOUT, 3

Décembre 1919

L'UTRO-INTRA-DERMA-RÉACTION

DANS LA

SÉMÉIOLOGIE

DE LA

TUBERCULOSE PULMONAIRE

PAUL LEDRU

L'URO-INTRA-DERMO-RÉACTION dans la SÉMÉIOLOGIE de la TUBERCULOSE PULMONAIRE

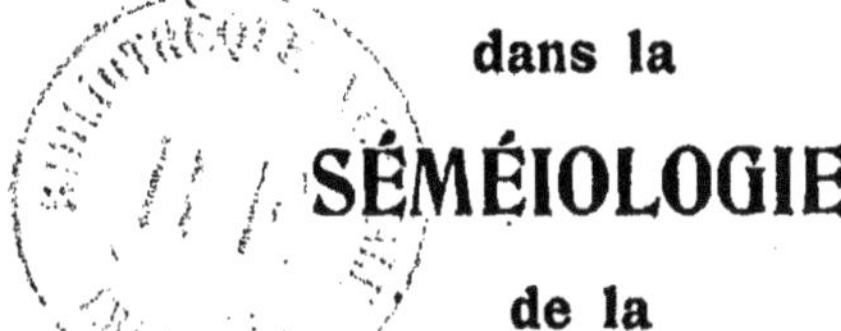

La souffrance et la mort ont payé la Victoire...

. . . .

O glorieux blessés de la tuberculose,
Morts vivants étendus à jamais dans vos lits,
La victoire a laissé dans son apothéose
Ses feuilles de laurier baiser vos fronts pâlis.

Gaston CLOPEAU.

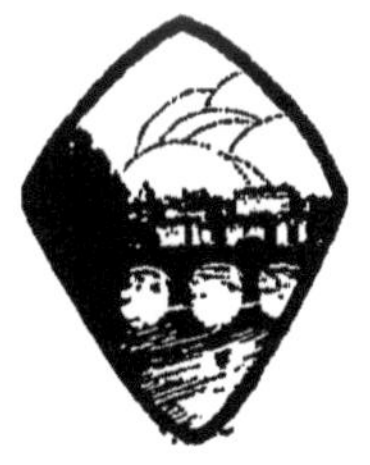

LYON
IMPRESSIONS-ÉDITIONS DES DEUX-COLLINES
3, RUE DAVOUT, 3

Décembre 1919

A la Mémoire de mon Grand-Père le Docteur Ledru
et de mon Oncle le Docteur Dupuich

dont la conscience et le dévouement professionnels seront les guides de ma carrière médicale.

A la Mémoire de mon Père

A ma Mère

A ma Fiancée

A la Mémoire de mon Oncle Monsieur Deleau

qui fut pour moi un second père et à
qui va ma grande reconnaissance.

A mes Tantes

A ma Sœur

A ma Belle-Sœur

et a mon Frère le Capitaine Ledru

Chevalier de la Légion d'honneur.

A la Mémoire de mes glorieux Camarades
les Médecins aides-majors
Gustave Coquidé,
de Frévent,

et

Jules Dubois,
de Rivière,
Morts pour la France.

Aux Miens et a mes Amis

A mon Président de Thèse Monsieur le Docteur Roque

Professeur de Clinique médicale, officier de la Légion d'honneur.

A Monsieur le Docteur Leclerc

Médecin honoraire des Hospices, Ex-Médecin chef de la Station sanitaire d'Alix.

A Monsieur le Professeur Rodet

Professeur à la Faculté de Montpellier, Ex-Médecin chef de l'Hôpital auxiliaire n° 63, à Saint-Genis-Laval.

A Monsieur le Docteur Piéry

Professeur agrégé à la Faculté de Lyon, Médecin chef de l'Hôpital complémentaire n° 67, à Saint-Genis-Laval, chevalier de la Légion d'honneur.

A MONSIEUR LE DOCTEUR PAVIOT

Professeur d'anatomie pathologique,
chevalier de la Légion d'honneur.

A MONSIEUR LE DOCTEUR CADE

Professeur agrégé à la Faculté de Lyon.

A MONSIEUR LE DOCTEUR SAVY

Professeur agrégé à la Faculté de Lyon.

A TOUS MES MAITRES DES FACULTÉS DE LILLE ET DE LYON

Aux grands blessés de la tuberculose je dédie cette thèse. A ceux qui, loin du fracas des batailles, s'en sont allés peu à peu, leur pauvre tête pâle posée sur l'oreiller de douleur, je consacre ces pages écrites aux derniers jours de ma vie d'étudiant.

Ce m'est un agréable devoir de remercier au début de ce travail ma mère et ma sœur.

Bonnes et dévouées pour moi au temps de mes études, elles me réservaient encore au fond de leur cœur des trésors de tendresse pour les heures cruelles de la guerre.

Elles n'avaient pas voulu quitter la petite patrie locale pour aller se réfugier au sein de la grande France. Vivant à quinze kilomètres des lignes, dépourvues de la plus grande partie de leurs ressources, elles surent se priver plus encore, pour que jamais rien ne me manquât.

Au jour où j'entre dans une vie plus active, je leur adresse ce témoignage public de ma tendresse et de mon affection.

Enfin, à l'heure où je termine mes études, je regrette de ne pas voir, auprès de moi, l'homme si bon qui longtemps les a dirigées, mon oncle, Monsieur DELEAU. Lui aussi est tombé victime de la guerre, donnant un bel exemple de dévouement et d'amour de la patrie. A soixante-dix-huit ans, ne voulant laisser à personne les soucis de ses fonctions de maire d'Avesnes-le-Comte, il est mort à son poste en faisant son devoir. Comme tant de braves, victimes de la guerre, il sacrifia son existence à la défense de son pays. Il a eu la joie suprême de vivre encore au jour de la victoire et de s'éteindre dans la paix glorieuse. Mon cœur garde à sa mémoire une reconnaissance émue.

L'URO-INTRA-DERMO-RÉACTION DANS LA SÉMÉIOLOGIE DE LA TUBERCULOSE PULMONAIRE

Le 31 mai 1919, le docteur suisse Wildbolz faisait paraître dans le *Correspondenz-Blatt für Schweizer Aerzte* un article intitulé : « Démonstration biologique des foyers tuberculeux en activité chez l'homme par l'intradermo-réaction faite avec l'urine du sujet ». M. le professeur Piéry, dans le service de qui je remplissais les fonctions d'interne à l'hôpital auxiliaire n° 63, me signala ce travail dont la *Presse Médicale* du 7 août avait donné un résumé succinct et, sous sa direction, je repris les études expérimentales du docteur Wildbolz sur le vaste champ que m'offrait l'hôpital de Saint-Genis-Laval.

M. le professeur Rodet, médecin-chef de l'hôpital 63, eut l'amabilité de m'admettre en son laboratoire et me permit ainsi de mener à bonne fin mes travaux.

Je n'ai pas essayé de tirer de cette étude des résultats merveilleux. J'ai eu seulement l'intention de faire œuvre utile en disant ce que je voyais et rien d'autre. J'ai fait mes injections avec les méthodes d'asepsie les plus rigoureuses, j'ai observé mes réactions sans idée préconçue, je les commenterai sans chercher à en tirer des conclusions retentissantes, heureux si ce modeste ouvrage peut être de quelque utilité à ceux qui, plus compétents, mènent la lutte contre la tuberculose.

Je résumerai donc le travail du docteur Wildbolz, et je m'efforcerai de tirer de mes observations des conclusions simples mais dictées uniquement par l'amour de la vérité et dépourvues de tout parti pris.

Nous n'avions jusqu'ici, pour nous révéler une tuberculose latente, plus ou moins proche d'une période d'activité, qu'un seul procédé biologique sur lequel on pouvait compter : la recherche des réactions de l'organisme à la tuberculine. Cette recherche nous dit bien qu'il y a foyer tuberculeux, mais ne nous indique rien ou presque sur l'évolution de ce foyer. Nous savons par elle que l'organisme a lutté contre le bacille de Koch, que ses cellules ont gardé une activité plus grande contre l'antigène tuberculeux, elle ne nous dit rien d'autre. De même, la recherche de la déviation du complément dans le sérum nous y montre des anticorps destinés à annihiler les antigènes bacillaires. Les conclusions sont les mêmes que pour la tuberculine ; positive, la réaction prouve que l'organisme a travaillé pour lutter contre l'infection bacillaire, elle ne montre pas si cette infection est à ce moment dans une phase envahissante.

Maragliano, le premier, chercha à déceler dans le sérum sanguin la présence de l'antigène tuberculeux. Il réussit, avec des extraits glycérinés de sang de bacillaires, à tuer des souris et des rats que le sang normal laissait indemnes. Lüdke nia ces résultats, mais il semble que les malades qu'il examina ne présentaient pas de phénomènes fébriles et que chez eux le sang ne devait contenir que très peu de toxine.

Marmorek eut l'idée de chercher ces toxines dans les urines et quelque fut la tuberculose : pulmonaire, urinaire, osseuse ou ganglionnaire, les résultats furent identiques ; il chercha à l'aide des urines la réaction de déviation du complément avec l'antigène tuberculeux et la trouva positive chez le bacillaire. Toujours elle fut négative chez l'homme sain. Bauer déclara ces expériences inexactes, ne trouvant pas d'antigènes dans le sérum d'enfants tuberculeux.

Debré et Paraf, en 1911, reprirent ces études ; ils recherchèrent, eux aussi, dans l'urine la déviation du complément, mais l'attribuèrent alors uniquement à une tuberculose rénale.

Il semblait logique que l'antigène tuberculeux se trouvât dans l'urine. Dans nombre de maladies infectieuses il en était ainsi : Roux et Yersin avaient trouvé le poison diphtérique dans l'urine, Brunner et Burinetti celui du tétanos. Ici on devait donc trouver le poison spécifique : la tuberculine.

Arloing et Biot, Bergeron, Anché et Portmann, discutèrent sur ce sujet jusqu'en 1914 sans qu'une conclusion définitive vînt jeter la lumière sur l'ensemble un peu confus de ces discussions. Toutefois, il semble que la méthode de la déviation du complément puisse être rejetée comme sujette à erreur, l'urine contenant, même en dehors des cas pathologiques, très fréquemment des hémolysines et des antihémolysines qui rendent les résultats très douteux.

Wildbolz, partant de l'idée que l'urine devait contenir l'antigène tuberculeux, le rechercha par les réactions cutanées, s'appuyant sur l'action de la tuberculine sur la peau, particulièrement sur le derme. Négatives avec l'urine telle qu'elle était émise, ses expériences donnèrent un résultat quand il les fit avec de l'urine condensée au 1/10e de son volume par ébullition à 65° dans le vide. Il élevait ainsi le titre de l'antigène du liquide et au lieu des traces de cet antigène indécelables par les réactions intradermiques, il en eut alors une quantité suffisante pour provoquer des phénomènes réactionnels aussi violents que ceux de la tuberculine diluée à des titres variant de 1/1.000e à 1/10000e.

Il fit des essais multiples avec l'urine de sujets sains, toujours les réactions furent négatives. Il injecta dans le derme de ces sujets sains de l'urine de tuberculeux, et n'eut pas de résultat, contrairement à ce qui se produisit quand il injecta de l'urine de bacillaire à un malade tuberculeux. Wildbolz appela sa réaction « intrakutane Eigenharnreaktion », je l'appellerai simplement « uro-intradermo-réaction », pour échapper à cette appellation germanique.

La réaction a, en moyenne, son intensité maximum au bout de quarante-huit heures. Il y a alors, dans les cas positifs, une infiltration du derme, un nodule, qu'accompagne souvent une zone inflammatoire érythémateuse. Celle-ci ne doit pas faire considérer l'uro-intradermo-réaction comme positive quand elle existe seule, l'absence de nodule, quelle que soit l'inflammation de la région, devant faire considérer la réaction comme négative.

Un fait constant est le résultat négatif, dans tous les cas où la tuberculine au 1/1000e n'a rien donné. On ne trouve jamais, avec une intradermo-réaction négative à la tuberculine au 1/1000e, une uro-intradermo-réaction positive après auto-inoculation. Par contre, si cette même urine est injectée à un autre malade, qui lui, réagit à la tuberculine, il y a presque toujours réaction positive à l'urine dans ce nouveau cas. La réaction est souvent égale à celle de la tuberculine au 1/10000e, rarement, elle atteint celle au 1/1000e.

Un fait paradoxal fut l'uro-intradermo-réaction négative chez des rénaux ayant des bacilles de Koch dans les urines. Le fait est explicable par la bilatéralité des lésions, avec insuffisance rénale qui ne laissait plus passer l'antigène tuberculeux. Quand un des deux reins était perméable, la réaction était toujours positive.

Chez les pulmonaires, la réaction est plus forte que chez les autres malades, elle n'est pas particulière au donneur de l'urine, mais à tout tuberculeux en évolution chez qui elle est injectée. L'urine d'homme sain, par contre, ne donne pas de réaction chez ces malades.

Wildolz a cherché si les réactions cutanées qu'on déterminait par injections d'urine ne se produisaient pas dans d'autres maladies infectieuses. L'uro-intradermo-réaction fut négative chez les syphilitiques qui, du reste, n'ont pas, avec leurs urines, une réaction de Wassermann positive.

Par contre, dans la lèpre, l'ura-intradermo-réaction fut positive dans le seul cas étudié et l'urine de lépreux donna encore une réaction nette chez des tuberculeux et seulement sur les tuberculeux réagissant à la tuberculine au 1/1000e. Cliniquement, le lépreux observé n'était pas tuberculeux, mais la parenté étroite des deux bacilles expliquerait ce fait, comme elle explique que le sérum de tuberculeux donne la déviation du complément avec l'antigène de la lèpre.

Dans les entérites chroniques, abcès périnéphrétiques, appendicite, tétanos, colibacillose et autres maladies infectieuses, l'uro-intradermo-réaction est toujours négative; parfois un érythème marque le lieu de l'injection, on ne trouve pas le nodule indiquant un résultat positif.

Dans les septicémies à staphylocoques avec nombreux microbes dans l'urine, on eût des réactions positives ainsi que dans des néphrites, mais là les résultats furent très divers. La quantité d'albumine ne semblait pas influencer la réaction, pas plus que la nature de la néphrite parenchymateuse ou vasculaire. Cette uro-intradermo-réaction n'était positive que chez le donneur d'urine lui-même, les tuberculeux avaient un résultat négatif par l'inoculation intradermique de ce produit. Il eut été intéressant d'injecter cette urine chez d'autres malades atteints de néphrite, Wildbolz ne l'a pas fait, de même qu'il n'a pas étudié l'uro-intradermo-réaction dans la fièvre typhoïde. Il suppose que, là, elle eut été positive, à cause des nombreux bacilles d'Eberth évacués par voie rénale.

Wildbolz s'efforce ensuite de montrer que la toxine contenue dans l'urine est de même nature chez le bacillaire que l'antigène connu : la tuberculine. Il montre d'abord que chez les malades ne réagissant pas à ce poison au 1/10000e, il n'y a jamais uro-intradermo-réaction positive. De plus, il a injecté auprès d'un nodule d'uro-intradermo-réaction datant de plusieurs jours et commençant à disparaître, une solution de tuberculine au 1/1000e, et le nodule de réaction à l'urine s'est reformé alors qu'il avait tendances à disparaître. Cette reviviscence d'une réaction ancienne n'a pas été observée dans tous les cas, mais elle fut si fréquente que Wildbolz n'hésite pas à la considérer comme la preuve de la nature spécifique de l'antigène contenu dans l'urine. Il réfute à cette occasion les expériences de Moro qui, à l'aide de frictions avec une pommade à base de tuberculine, voulait donner une poussée nouvelle à des réactions intradermiques anciennes et ne put y parvenir. Wildbolz considère que ce résultat négatif fut dû à ce que la pommade en question ne dépassait pas la zone papillaire.

Enfin Wildbolz injecta, auprès d'inoculations intradermiques de tuberculine au déclin de la réaction, de l'urine condensée au 1/10e de tuberculeux et il eut le même résultat que dans l'expérience précédente, la réaction, presque disparue, redevint immédiatement nette et vive.

De tout ceci il arrive à cette conclusion que quelles que soient les lésions, le tuberculeux élimine des toxines, très voisines de l'antigène spécifique de la bacillose si ce ne sont des corps analogues.

On a donc désormais un moyen de contrôle qui nous permet de voir s'il se forme dans l'organisme des antigènes, si des bacilles de Koch en activité donnent ces produits. Que l'uro-intradermo-réaction soit positive, on en conclut qu'il y a encore chez le malade des antigènes tuberculeux non neutralisés par les anticorps et qu'une partie d'entre eux est éliminée par les urines.

Au point de vue diagnostic, cette réaction aurait donc une grande valeur puisqu'elle nous montrerait non pas comme la tuberculine que l'organisme est hypersensibilisé contre les toxines bacillaires, mais que dans cet organisme se fabriquent des poisons tuberculeux, indice de la maladie évolutive.

Au point de vue pronostic, Wildbolz, par la comparaison avec les réactions à la tuberculine, voit ce que l'organisme évacue d'antigène. Il pense qu'une forte quantité de ces toxines dans l'urine marque une grande virulence du processus tuberculeux et, qu'inversement, peu de ces antigènes indiquent une évolution favorable.

Il conclut également qu'en approchant de la guérison les antigènes diminuent, tandis que les anticorps augmentent et qu'une réaction forte de l'urine, au cours de la maladie avec intradermo-réaction faible à la tuberculose, se transforme à la période de guérison en un processus inverse : uro-intradermo-réaction faible, tuberculino-réaction forte.

Si captivante que soit la communication de Wildbolz, elle demande confirmation par de nombreuses recherches. Pendant trois mois j'ai fait des uro-intradermo-réactions aux malades de Saint-Genis-Laval; je ne suis pas toujours en accord avec les conclusions du médecin suisse, comme le prouvent les observations qui suivent, desquelles je tâcherai de tirer quelques conclusions à la fin de ce travail.

TECHNIQUE

J'ai employé celle de Wildbolz, modifiée dans quelques détails.

L'appareil comprenait un bain-marie à température constante réglée à 65°, dans lequel se trouvait un ballon relié par un caoutchouc à vide avec une trompe à eau. Dans le ballon je versais mes 150 cmc. d'urine et je faisais le vide. Au bout d'une demi-heure environ, le volume de l'urine se trouvait réduit à quinze centimètres cubes et je retirais alors mon ballon du bain-marie. Le liquide obtenu était absolument stérile, comme le montrèrent les ensemencements qui furent faits. Je le filtrais alors, suivant la méthode de Wildbolz, sur papier imprégné d'acide phénique à 2 %, pour le débarrasser des sels qui le rendaient trouble. Je remplissais ensuite, avec le liquide clair obtenu, des ampoules de 1 cmc., que je maintenais encore pendant une heure à 65° pour être certain de ma stérilisation. Les produits urinaires ainsi préparés étaient alors prêts à être employés.

Dans la méthode de Wildbolz, les solutions de tuberculine, qui servent à comparer l'intensité des réactions, sont au 1/1000e et au 1/10000e. Devant la violence des phénomènes locaux obtenus dans mes premiers essais avec la solution au 1/1000e, je me contentais de faire des injections intradermiques avec des dilutions au 1/5000e et au 1/10000e. Suffisamment précises, les réactions ne causèrent pas les violents effets locaux qu'avait donnés la solution au 1/1000e et furent ainsi plus facilement acceptées des malades.

Suivant toujours les indications de Wildbolz, j'injectais alors, dans le derme des malades, deux gouttes d'urine condensée en deux endroits différents, distants de cinq centimètres de la face externe du bras droit. Egalement à cinq centimètres de distance sur le bras gauche, j'injectais deux gouttes de solution de tuberculine au 1/10000e et deux gouttes de solution au 1/5000e, les premiers à la face externe du bras au-dessus du V deltoïdien, les secondes au-dessous.

Wildbolz injecte tuberculine et urine sur le même bras, j'ai préféré faire mes intradermo-réactions à la tuberculine sur le bras opposé à celui où j'avais injecté l'urine, pour éviter toute cause d'erreur.

J'ai voulu, de plus, avoir un moyen de contrôle qui me permît de comparer le résultat de mes piqûres avec celui d'un liquide qui ne donna lieu à aucune réaction et, à cet effet, à cinq centimètres au-dessous de mes injections d'urine condensée j'ai toujours pratiqué une piqûre témoin d'eau physiologique stérilisée.

Mes dilutions de tuberculine donnant vingt gouttes en moyenne au cmc., j'injectais donc 1/100e de milligramme de tuberculine dans mes deux gouttes de solution au 1/10000e, et 5/100e de milligramme dans celles de solution au 1/5000e.

La seringue en verre, graduée au cmc., avec divisions au 1/10e de cmc., pouvait à la rigueur être employée, mais la difficulté de l'opération était assez grande. Je réussis à la tourner en employant une seringue à huile grise, dont chaque division correspondait à un centigramme de mercure à 40 % et à une demie goutte d'eau physiologique ou de dilution de tuberculine. Il me suffisait donc d'emplir ma seringue jusqu'à la quatrième division pour avoir les deux gouttes dont j'avais besoin. Wildbolz recommande de ne pas dépasser cette quantité d'urine pour éviter une nécrose de la peau qui pourrait se produire avec une dose plus forte.

L'injection faite, j'observais, de vingt-quatre heures en vingt-quatre heures, les résultats obtenus jusqu'à ce que les phénomènes réactionnels fussent presque complètement disparus.

L'URO-INTRA-DERMO-RÉACTION ET LA TUBERCULINE

Beaucoup d'auteurs n'admettent pas la similitude des toxines de l'urine et de la tuberculine. Marmoreck, pour marquer une différence, les a appelés produits tuberculinaires.

Metchnikoff, constatant l'évacuation de la pepsine dans l'urine, croit possible l'élimination du ferment « antituberculine » de la même manière.

Emile Abderhalden, rappelant que l'existence de corps composés toxiques dans l'urine a été démontrée par Hermann Pfeiffer, croit qu'il y a indication à chercher si ces corps ne sont pas dus à l'action de ferments de défense.

Wildbolz, dont j'ai, au début de ce travail, résumé l'article, fait tenir tout son système sur la certitude que l'urine contient l'antigène spécifique de la tuberculose ou tout au moins des corps analogues à la tuberculine.

Il constate d'abord que l'uro-intradermo-réaction n'est positive que chez les malades réagissant à la tuberculine. J'ai pu vérifier ce fait et en constater l'exactitude. Dans les observations V et XXVIII, nous voyons que des intradermo-réactions avec l'urine et la tuberculine furent faites à deux malades. Le premier, après une phtisie à marche rapide, se trouvait dans un état cachectique extrême, le second faisait une méningite bacillaire. Chez eux l'urine eut une réaction négative correspondant à celle également négative de la tuberculine.

Wildbolz ajoute que cette urine à laquelle le malade n'a pas réagi provoque chez un second malade sensible, lui, à la tuberculine, une réaction. J'ai, avec les urines du malade Del... (observation V), fait des injections intradermiques à deux autres malades et j'ai obtenu, pour le premier (obs. XIII), qui présentait une réaction forte à la tuberculine, une réaction également forte à l'urine. Le second malade (obs. XIV), qui avait une réaction moyenne à la tuberculine, a réagi faiblement, mais nettement à l'urine.

Wildbolz, pour marquer l'identité des toxines de l'urine et de la tuberculine, fit, comme je l'ai dit dans la première partie de ce travail, des injections d'urine dans le voisinage de nodules presque disparus de réaction à la tuberculine et des injections de tuberculine auprès de zones infiltrées par l'uro-intradermo-réaction. Dans les deux cas, les nodules redevinrent nets, semblant montrer que les poisons, qui avaient causé la réaction, reprenaient une nouvelle force par la dose nouvelle de toxine ajoutée.

Wildbolz conclut de ces expériences que tuberculine et poisons de l'urine sont de même nature ou de nature très voisine. On pourrait lui objecter que ce peuvent être seulement des corps ajoutant leur action l'une à l'autre. En tous cas, n'ayant pas vérifié ces expériences, je ne puis en parler sciemment.

J'ai voulu comparer, en série, les réactions de l'urine et de la tuberculine. Il me semblait logique d'admettre que si la tuberculine et les toxines de l'urine réagissaient suivant un certain mode chez le donneur de l'urine, elles devaient, si elles étaient de nature identique, être, chez d'autres malades, causes de réactions proportionnellement les mêmes en intensité que chez le donneur lui-même. Si nous injectons chez différentes personnes des solutions de tuberculine au 1/10000e, au 1/5000e, au 1/1000e, nous aurons des réactions variables suivant l'état de l'organisme des sujets, mais nous aurons toujours le même ordre dans l'intensité des phénomènes, la réaction de la solution au 1/1000e sera plus violente que celle de la solution au 1/5000e, laquelle sera plus forte que celle de la solution au 1/10000e. Nous devrions avoir de même, en supposant que l'antigène contenu dans l'urine soit de la tuberculine, un ordre de réaction comparé à celle-ci toujours le même pour une même urine. Si pour le donneur de l'urine, la réaction à la tuberculine est forte et l'uro-intradermo-réaction moyenne, cette proportion devra se retrouver dans les réactions de l'urine et de la tuberculine chez un autre malade. Nous pourrons alors avoir deux réactions fortes si l'organisme réagit avec violence à la quantité de toxines contenues dans l'urine ; nous pourrons avoir comme chez le donneur, une réaction forte à la tuberculine et moyenne à l'urine ; nous pourrons encore trouver une réaction moyenne à la tuberculine et une réaction faible à l'urine à moins que nous ne trouvions deux réactions faibles. Mais dans tous les cas nous devrons trouver la réaction à la tuberculine plus forte que la réaction aux produits urinaires.

J'ai pour cela fait avec la même urine des injections en série chez différents malades ainsi que des injections de tuberculine. Voici les résultats enregistrés : Observation XVI (donneur d'urine), uro-intradermo-réaction d'intensité moyenne, réaction à la tuberculine forte. — Observation XX : uro-intradermo-réaction faible, tuberculino-réaction moyenne. — Observation XXI : uro-intradermo-réaction faible, tuberculino-réaction forte. — Observation XXII : uro-intradermo-réaction moyenne, tuberculino-réaction moyenne. — Observation XXIII : uro-intradermo-réaction moyenne, tuberculino-réaction moyenne. — Observation XXIV : uro-intradermo-réaction forte, tuberculino-réaction forte.

Nous voyons que l'uro-intradermo-réaction a été chez le donneur d'urine moins forte que la réaction à la tuberculine. Il en a été ainsi dans l'observation XX où les différences sont restées identiques, au lieu de moyenne à l'urine et forte à la tuberculine, nous avons faible à l'urine et moyenne à la tuberculine. Dans l'observation XXI, la différence s'accentue de faible à forte, mais toujours dans le même sens, enfin dans les observations XXII, XXIII, XXIV, les réactions ont été équivalentes à l'urine et à la tuberculine. Les corps contenus dans l'urine, injectés toujours en même quantité, ont donc, suivant le sujet, donné lieu à une réaction qui n'a pas toujours eu la même intensité proportionnellement à la réaction de tuberculine injectée à la même dose dans les différents cas. Pourtant, nous pouvons noter que l'intensité de la réaction à l'urine n'a pas dépassé celle de la réaction à la tuberculine.

Dans une seconde série d'essais, j'ai pris de l'urine du malade cité à l'observation XVIII, chez qui la réaction à l'urine avait été forte, celle à la tuberculine forte également. J'ai trouvé, après injection à d'autres sujets : Observation XXV : réaction moyenne à l'urine, forte à la tuberculine. — Observation XXVI : réaction moyenne à l'urine, moyenne à la tuberculine. — Enfin, pour l'observation XXVII, une forte intensité des deux réactions.

Ici, deux cas sur trois correspondent, l'urine et la tuberculine déterminent des réactions identiques, et dans le troisième cas (obs. XXV) les intensités ne diffèrent que d'un degré. Les hésitations d'interprétation, parfois délicate, permettent de considérer que dans ces différents cas les toxines de l'urine ont réagi exactement comme la tuberculine.

Nous trouvons un résultat identique dans l'injection de l'urine du malade XXXI au malade XXV. Le premier ayant une uro-intradermo-réaction nulle, elle fut nulle également chez le second, chez tous deux la tuberculine eut une intensité moyenne.

Enfin, dans l'observation XIX, nous avons une intensité moyenne des deux réactions, égalité qui ne s'est pas conservée dans l'injection de l'urine du malade XIX au malade XXIV qui eut une uro-intradermo-réaction faible avec une réaction moyenne à la tuberculine.

Nous voyons donc que, si dans des cas, l'urine comparée à la tuberculine, à un certain titre, donne dans les différents organismes des réactions identiques proportionnellement à la réaction de tuberculine, dans d'autres elle s'en écarte, mais cet écart se fait toujours dans le même sens, c'est-à-dire que si chez le donneur l'uro-intradermo-réaction est faible et la tuberculino-réaction moyenne, je n'ai jamais vu chez les malades ayant eu des piqûres de cette urine l'uro-intradermo-réaction plus forte que la réaction à la tuberculine.

J'ai aussi cherché, comme je le montrerai plus loin, ce que devenait l'uro-intradermo-réaction au cours de poussées aiguës évolutives. Il y avait lieu de penser que, dans ces cas, le bacille de Koch donnât des produits plus nombreux qu'en temps normal et que les urines fussent alors plus riches en toxines. Il fallait voir si, au cours de ces poussées, l'organisme allait réagir de la même façon vis-à-vis de l'urine que de la tuberculine. Il se pouvait fort bien, qu'à ce moment, toutes les forces vitales fussent engagées contre les antigènes devenues plus nombreux. De ce fait, la réaction à la tuberculine devait être réduite fortement dans son intensité de même qu'elle devenait souvent nulle au terme ultime de la maladie chez des sujets ayant eu une évolution rapide. Je montrerai, dans un chapitre suivant, qu'il en fut souvent ainsi et je ferai voir également que l'uro-intradermo-réaction fut en rapport avec la tuberculino-réaction, toutes deux devenant faibles dans beaucoup de cas, au cours de poussées aiguës évolutives.

Doit-on de tout ceci conclure à l'identité des deux

toxines ou en faire deux substances complètement différentes ? Il est difficile de le dire ; rapprochées dans certains cas, dans d'autres elles semblent plus lointaines, mais leurs réactions toutefois sont toujours très voisines et presque identiques dans leurs effets.

L'URO-INTRA-DERMO RÉACTION ET LE DIAGNOSTIC DE LA TUBERCULOSE

Le diagnostic de la tuberculose est, parmi toutes les questions scientifiques de l'heure présente, une des plus importantes, car d'autant le diagnostic de l'affection est précoce, d'autant le traitement intervient rapidement et augmente de façon notable les chances de guérison.

Wildbolz, par l'uro-intradermo-réaction, prétend avoir résolu définitivement le problème. Un sujet quelconque a une uro-intradermo-réaction positive, il est tuberculeux ; sa réaction est négative, il ne l'est pas et quels que soient les troubles dont il se plaint, le médecin, s'appuyant sur cette méthode, peut affirmer que le malade ne doit ni sa bronchite, ni sa pleurésie, ni ses lésions articulaires ou osseuses, au bacille de Koch.

Wildbolz appliqua sa méthode chez des hommes sains, comme il a été dit au début de ce travail, et eut toujours des résultats négatifs, que l'urine injectée eût été émise par le sujet lui-même ou par un malade présentant des lésions de bacillose incontestables.

Je n'ai pu contrôler cette affirmation n'ayant pas eu de sujets sains ou certainement indemnes de tuberculose à examiner, mais j'ai, sur des gens plus ou moins atteints d'affections pulmonaires, essayé de vérifier la valeur de la méthode.

Dans un centre de triage comme celui dirigé par M. le professeur Piery, à Saint-Genis-Laval, où l'on trouve nombre de malades douteux, il est aisé de faire des recherches de ce genre. Beaucoup de nos malades ont eu ou une poussée de pleurite, ou une légère congestion des sommets, ou quelques crachats hémoptoïques. D'autres n'ont été envoyés au triage que pour des symptômes de fatigue générale ou pour un amaigrissement sérieux. Un grand nombre ont une expectoration où la recherche du bacille de Koch est demeurée négative; beaucoup n'ont eu aucune poussée fébrile et leurs signes d'auscultation sont souvent si minimes qu'un long séjour à l'hôpital est nécessaire pour tirer de leur observation le diagnostic cherché.

J'ai donc systématiquement fait, à un certain nombre de ces malades, des uro-intradermo-réactions, tandis que mes camarades Girou et Barrau, médecins traitants du centre de triage, étudiaient chez ces sujets les réactions de la marche et faisaient la recherche, dans leurs expectorations, de l'albumino-réaction. Enfin, ces malades étaient examinés au centre radiologique, une analyse de crachat était faite et M. le professeur Piery, après observation de quelques semaines et plusieurs auscultations, donnait un diagnostic clinique.

D'une vue d'ensemble, une constatation s'impose : pas un des malades examinés dans cette série de pulmonaires n'eut une uro-intradermo-réaction négative.

Sur quinze sujets pris parmi ceux ayant le moins de signes cliniques, n'ayant pas de fièvre et dans les expectorations desquels on ne trouva pas de bacilles de Koch, l'uro-intradermo-réaction donna les résultats suivants : chez sept malades, son intensité fut faible (obs. IV, VI, XXXIII, XXXVII, XXXVIII, XLIV, L) ; chez cinq, elle fut moyenne (obs. X, XVI, XVII, XIX, XLII) ; chez trois, elle fut forte (obs. XVII, XVIII, XLVIII).

En même temps, la tuberculine injectée dans le derme provoqua des réactions d'intensité faible chez trois malades (obs. VI, XII, XXXVIII) ; moyenne, chez quatre (obs. XXXIII, XXXVII, XLII, L) ; forte chez huit (obs. IV, X, XVI, XVII, XVIII, XIX, XLIV, XLVIII).

L'albumino-réaction recherchée à cette époque fut positive chez quatre malades (obs. VI, X, XIX, XXXVII) et négative chez tous les autres.

L'épreuve de la marche fut négative dans tous les cas et l'examen radioscopique montra chez la plupart des sujets examinés un simple voile, s'éclairant, au sommet.

Jusqu'ici, l'uro-intradermo-réaction nous semble donc suivre l'intradermo-réaction à la tuberculine. Celle-ci paraît pourtant plus sensible puisque sur quinze cas elle fut huit fois d'intensité forte, tandis que l'uro-intradermo-réaction, dans un sens inverse, se montra faible chez sept malades. Chez trois seulement elle fut forte. Remarquons en passant que pour deux de ceux-ci (obs. XVIII et XLVIII) la tuberculine eut également une réaction forte tandis que pour le troisième (obs. XII) elle fut faible.

Nous voyons donc jusqu'ici que l'uro-intradermo-réaction peut être considérée comme méthode diagnostique au même titre que la réaction intradermique à la tuberculine, bien qu'étant beaucoup moins sensible que celle-ci.

Mais si nous regardons d'autres sujets, nous trouvons deux observations qui nous feront repousser cette méthode comme absolument inexacte dans certains cas.

Il s'agit de deux malades (obs. VII et XXXVI) qui, avec des bacilles de Koch dans leur expectoration et n'étant pas cachectiques, ont eu, néanmoins, une uro-intradermo-réaction négative.

Nous voyons donc que la méthode de Wildbolz est sujette à erreur et que nous ne pouvons la prendre pour critérium diagnostic absolu. Je n'ai pu vérifier par moi-même si, comme le dit l'auteur suisse, elle est négative chez les sujets sains, mais j'ai deux fois constaté qu'elle était négative chez des porteurs de bacilles, alors que la tuberculine était chez ceux-ci nettement positive, chez l'un d'intensité faible (obs. VII), chez l'autre d'intensité moyenne (obs. XXXVI).

L'URO-INTRA-DERMO RÉACTION
ET LE DIANOSTIC ÉVOLUTIF DE LA TUBERCULOSE

Nous avons vu dans le chapitre précédent combien il était parfois difficile de juger si un malade est en état d'infection bacillaire ou s'il ne présente que des lésions banales. On a cru, au moment où on commença à appliquer la tuberculine au diagnostic de la tuberculose, que, désormais, on allait révéler, par une simple réaction, la poussée bacillaire dans l'organisme. On ne tarda pas à s'apercevoir que 70 pour 100 environ des sujets normaux donnaient une réaction positive et dès lors cette méthode, considérée comme trop sensible, fut quelque peu délaissée.

En effet, ce qu'il faut voir quand on examine un malade, ce n'est pas la possibilité pour celui-ci d'avoir dans l'organisme un foyer latent de bacillose que peut nous révéler la réaction de la tuberculine, c'est plutôt de savoir si cette bacillose est actuellement en évolution et cela la tuberculine ne nous le dit pas.

De par le titre même de son article, Wildbolz pose l'uro-intradermo-réaction comme un procédé de diagnostic évolutif. Par elle, il prétend montrer que telle personne, ne présentant que des symptômes douteux, peut être, suivant que son uro-intradermo-réaction est positive ou négative, classée définitivement parmi les tuberculeux en puissance de lésions évolutives ou, au contraire, être considérée comme ne devant pas ses signes cliniques à l'action présente du bacille de Koch.

L'organisme de tout homme ayant quelque localisation tuberculeuse latente ou active, nous dit Wildbolz, est dans un état d'activité, vis-à-vis de l'antigène tuberculeux, plus grand que celui d'un individu normal. Il cherche alors à démontrer que l'urine d'un malade en évolution, et seulement celle-ci, contient l'antigène tuberculeux et que, par conséquent, si un organisme donne une réaction en présence de cette urine, on peut faire le diagnostic non seulement de foyer tuberculeux, mais de foyer tuberculeux actif.

Nous avons vu, par l'exemple de quinze malades, dans le chapitre qui précède, pour qui toutes les méthodes de recherches furent mises en jeu, combien fut difficile la précision du diagnostic. Chez tous, l'uro-intradermo-réaction avait été positive. Ces quinze malades avaient-ils tous des lésions en état d'activité ? Il est bien difficile de le dire devant le bon état général de la plupart d'entre eux, leur température ne s'élevant pas au-dessus de 37° 5, devant leurs signes cliniques minimes.

Les observations X, XVI, XVII, XVIII, XIX, XLII, XLVIII, L, nous montrent de ces malades douteux que même un long séjour à l'hôpital ne peut que difficilement faire classer parmi les tuberculeux. Chez tous, l'uro-intradermo-réaction est positive ; faible dans l'observation L, elle est moyenne dans les observations

X, XVI, XVII, XLII; elle est forte dans celles numérotées XVIII, XIX, XLVIII.

Cette dernière, en particulier, s'oppose cliniquement aux théories de Wildbolz; il s'agit d'un ancien malade n'ayant plus eu de bacilles de Koch dans les crachats depuis mai 1916, vivant une existence normale et même fatigante depuis dix-huit mois, sans jamais avoir la moindre élévation de température. Bref, c'est un sujet cliniquement guéri et pourtant l'uro-intradermo-réaction est chez lui nettement et même fortement positive.

Déjà, par ces exemples, l'uro-intradermo-réaction, méthode diagnostique de l'évolution dans les cas délicats, paraît assez douteuse, mais les observations VII et XXXVI, où on la trouve négative chez des malades ayant des bacilles de Koch dans l'expectoration, en consacre la faillite.

De ces recherches, il résulte que l'uro-intradermo-réaction ne nous a nullement facilité le diagnostic évolutif de la tuberculose chez des malades pulmonaires et que les conclusions cliniques l'emportent de loin sur cette nouvelle méthode de laboratoire.

L'URO-INTRA-DERMO RÉACTION
ET LE CARACTÈRE ÉVOLUTIF DE LA TUBERCULOSE

Des résultats les plus dissemblables obtenus, il est bien difficile de tirer des conclusions, au point de vue de l'évolution des lésions, à l'aide de l'uro-intradermo-réaction.

Chez des malades avancés, là où la maladie a, depuis plusieurs mois, suivi son cours normal, caséifiant et creusant, je trouve sur huit observations les intensités de réaction suivantes à l'urine : deux faibles (observations I et XXXI, quatre moyennes (obs. XV, XXIX, XXX, XXXIX) et deux fortes (obs. VIII et IX). La réaction d'intensité moyenne chez eux l'emporte, c'est celle d'un organisme qui lutte pendant longtemps contre la maladie et ne se laisse vaincre que peu à peu. Remarquons que la tuberculine a également dans l'ensemble de ces cas une majorité de réactions moyennes avec deux réactions faibles (obs. VIII et XXX), cinq réactions moyennes (obs. IX, XV, XXIX, XXXI, XXXIX) et une réaction forte (obs. I).

Pourtant, ces deux sortes de réactions ne vont pas toujours avec une intensité égale et, dans les huit observations citées, seules celles numérotées XV, XXIX et XXXI ont des uro-intradermo-réactions et tuberculino-réactions d'intensité égale, moyennes dans les trois cas.

Dans les poussées aiguës, j'ai considéré trois cas : le malade avant, pendant et après cette poussée.

J'ai pu faire par hasard des uro-intradermo-réactions quelques jours avant une poussée à six malades. J'ai eu deux réactions nulles (obs. VII et XXVI), trois réactions faibles (obs. IV, XXXI, XXXIII) et une forte (obs. XXIV). Dans l'ensemble, la réaction semble devenir faible à l'opposé de la tuberculine qui m'a donné, dans ces mêmes cas, deux réactions fortes (obs. IV et XXIV), trois moyennes (obs. XXXI, XXXIII, XXXVI) et une faible (obs. VII).

Au cours de poussées aiguës, congestives, pleurétiques ou méningées, j'ai obtenu à l'uro-intradermo-réaction, les résultats suivants : Sur onze malades examinés, les uro-intradermo-réactions ont été nulles deux fois (obs. V et XXVIII, faibles cinq fois (obs. II, XXXVI, XLIV, XLVII et XLIX) et moyennes quatre fois (obs. XI, XXIX, XXXIII, XLV). Nous voyons nettement qu'au cours de poussées aiguës l'uro-intradermo-réaction tend vers l'intensité faible.

Qu'est devenue la réaction à la tuberculine dans ces mêmes cas ? Elle a été nulle dans deux cas (obs. V et XXVIII), faible dans trois (obs. II, XXXVI et XLVII), moyenne dans cinq (obs. XXIX, XXXIII, XLV et XLIX) et forte dans un (obs. XLIV). Ici, au cours d'un processus aigu les réactions moyennes l'emportent avec tendance vers la réaction faible.

Enfin, en période de rémission, après ces poussées évolutives, j'ai pratiqué les injections intradermiques d'urine et de tuberculine chez cinq malades. J'ai obtenu une uro-intradermo-réaction faible (obs. VI), deux moyennes (obs. II et XL), et deux fortes (obs. IX et XII). A la tuberculine, les réactions ont été deux fois faibles (obs. VI et XII) et trois fois moyennes (obs. II, IX et XL).

Les réactions paraissent donc, dans l'ensemble, être moyennes, tendant vers la réaction forte à l'urine et vers la réaction faible à la tuberculine.

J'ai, pour plusieurs malades, fait deux examens. Pour l'un d'entre eux (obs. II), j'ai, à l'époque de sa poussée évolutive, trouvé une uro-intradermo-réaction faible qui devint moyenne ensuite et une réaction faible également à la tuberculine, qui, elle aussi, devint moyenne après la poussée.

Chez quelques malades j'avais eu l'occasion d'avoir la réaction de l'urine avant la poussée évolutive et il me fut possible de la retrouver au moment de cette poussée. Pour le malade XXVIII, j'ai eu d'abord une uro-intradermo-réaction forte avec tuberculino-réaction moyenne et au moment de la poussée deux réactions nulles à l'urine et à la tuberculine. Il s'agissait d'une méningite bacillaire terminée par la mort. — Dans l'observation XXXIII, nous avons d'abord une réaction faible à l'urine et une autre moyenne à la tuberculine qui deviennent, au moment de l'évolution, toutes les deux moyennes. — Dans l'observation XXXVI, nous avons une réaction nulle à l'urine et moyenne à la tuberculine dans la période qui précède la poussée. Au cours de celle-ci, les deux réactions sont devenues faibles. — Dans l'observation XXXI, l'uro-intradermo-réaction est nulle et la réaction est moyenne à la tuberculine quelques jours avant la poussée évolutive; pendant la durée de celle-ci, la réaction devient faible à l'urine et moyenne à la tuberculine.

Dans un cas terminé par la mort, nous avons vu l'uro-intradermo-réaction qui était forte devenir nulle. Dans trois autres cas, nous l'avons vu augmenter légèrement; dans l'un, de faible elle devient moyenne; dans les deux autres, de nulle elle devient faible.

Les réactions à la tuberculine ne subissent pas une augmentation correspondante. Elles deviennent nulles comme l'uro-intradermo-réaction dans le cas terminé par la mort; de moyennes elles deviennent faibles chez un autre malade; enfin, chez deux autres, elles restent moyennes comme elles étaient avant la poussée.

De ces observations il se dégage peu de choses; on peut pourtant retenir que, dans les poussées évolutives, l'uro-intradermo-réaction a tendance à devenir faible, mais l'indication est si peu nette auprès de celles données par le thermomètre et par l'oreille, qu'elle mérite à peine d'être retenue.

L'URO-INTRA-DERMO RÉACTION EST LE PRONOSTIC DE LA TUBERCULOSE

Au point de vue pronostic, Wildbolz compare l'intensité de l'uro-intradermo-réaction à celle de réactions à la tuberculine au 1/10000ᵉ et au 1/1000ᵉ. Il dit voir. par là, combien est importante la quantité d'antigène émise par les urines. Nous pouvons d'abord, à cette théorie, poser l'objection qu'il n'est pas du tout certain que les toxines de l'urine et la tuberculine soient de même nature; nous avons vu qu'elles étaient d'espèces certainement très proches, mais il n'est pas encore prouvé qu'elles soient identiques.

Mais, même en acceptant cette identité, il nous faut vérifier les dires de Wildbolz. Si l'antigène augmente dans l'urine, nous dit-il, sa réaction devient plus forte et tend à égaler ou même à dépasser celle de la tuberculine. D'un autre côté, si l'organisme réagit bien, celle-ci est forte, tandis qu'au contraire, s'il se laisse surmonter, les anticorps diminuent et le danger est alors grand. Pour Wildbolz, plus la quantité d'antigène est grande dans les urines, plus forte est l'uro-intradermo-réaction et plus le processus est virulent, tandis que plus l'organisme est résistant, plus grande est la quantité des anticorps qui y prennent naissance et plus grande est, avec les chances de guérison, la réaction à la tuberculine.

Donc, si au cours d'une tuberculine l'uro-intradermo-réaction augmente, tandis que la tuberculino-réaction diminue, le pronostic est grave ; au contraire, lorsque l'on voit diminuer la réaction de l'urine, tandis qu'augmente celle de la tuberculine, on peut espérer une issue favorable.

Une objection est à faire de suite. Si, au cours de la maladie, les anticorps diminuent et si, comme Wildbolz, on suppose que les antigènes contenus dans l'urine sont de même nature que la tuberculine, on verra diminuer en même temps l'intensité de la réaction due à ces anticorps aussi bien avec l'urine qu'avec la tuberculine. Il faudra que le titre d'antigène soit de beaucoup supérieur à la dilution de tuberculine au 1/1.000e pour avoir encore une réaction quand la tuberculine ne donnera plus rien ou presque. Nous avons vu précédemment que ceci ne se produisait jamais, que le malade qui ne réagit pas à la tuberculine au 1/1.000e ne réagit pas non plus à l'urine.

Dans mes observations, j'ai relevé les cas suivants :

Réaction faible à l'urine et forte à la tuberculine ; par conséquent, cas favorables d'après Wildbolz :

Observation I. — Le malade est un cachectique irrévocablement condamné, pour qui la mort n'est plus qu'une question de quelques jours.

Observation IV. — Ici le malade était à la veille d'une pleurésie, il s'en est remis facilement et, à sa sortie de l'hôpital, il se trouvait en très bon état.

Observation XLIV. — Uro-intradermo-réaction faite au moment d'une poussée évolutive. Le malade ne semble pas être en voie de guérison ; au contraire, durant son séjour à l'hôpital, il a plutôt baissé au point de vue général et son état local ne s'est pas amélioré.

Donc, parmi les cas dont le pronostic devrait être favorable par comparaison de l'uro-intradermo-réaction et de l'intradermo-réaction à la tuberculine, nous avons un moribond, un malade faisant de la tuberculose évolutive, enfin un pleurétique qui se guérit facilement de cette poussée.

Le résultat n'est pas du tout en concordance avec les dires de Wildbolz. Nous allons voir maintenant ce que sont les malades ayant eu une réaction forte et une réaction faible à la tuberculine, ceux qui, d'après l'auteur suisse, ont le pronostic le plus sombre. Nous en avons deux observations.

Observation VIII. — C'est celle d'un malade présentant des lésions étendues, à tendances ulcéreuses, avec bacilles de Koch dans les crachats, fièvre et mauvais état général. Cette observation semble confirmer le pronostic de Wildbolz.

Observation XII. — C'est celle d'un sujet en bon état général, n'ayant pas de bacilles dans l'expectoration. à peine subfébricitant et ayant des signes de bacillose à prédominance fibreuse. Ce cas ne s'accorde pas avec le pronostic fondé sur l'uro-intradermo-réaction.

Entre ces points extrêmes, nous avons force cas moyens où tantôt l'une, tantôt l'autre des deux réactions domine, mais on ne voit pas nettement que l'on puisse faire un pronostic sur la prédominance de l'une ou de l'autre.

C'est ainsi qu'avec une uro-intradermo-réaction faible et une tuberculino-réaction moyenne, nous avons l'observation XXI où le malade présente des lésions ulcéro-caséeuses, évoluant vers une mort fatale à brève échéance et, à côté, l'observation XXXIII qui nous montre un malade n'ayant que des lésions fibreuses des sommets avec bon état général, absence de bacilles de Koch, voies digestives parfaites et température normale.

Dans la même série, nous trouvons l'observation XXXV prise chez un malade ayant une ulcération du sommet droit, et l'observation XXXVII, étude d'un autre sujet en état général satisfaisant, ayant une température normale et faisant de la pleuro-congestion des sommets.

Nous trouvons encore parmi ces malades ayant une réaction faible à l'urine et moyenne à la tuberculine, un pleurétique (obs. XLIX) et un malade n'ayant que des signes légers de condensation des sommets (obs. L).

Devant la variété de ces signes et de ces états, on ne peut songer à poser un pronostic qui, basé sur une réaction, la même pour tous ces sujets, mettra au même point le malade ayant une vague induration des sommets et celui qui se meurt cachectique, après une agonie de plusieurs mois.

Certes, cette étude n'est pas complète, le sujet est captivant et digne de plus longs travaux. Des injections de produits urinaires, faites en série pendant des mois, comparativement à des réactions intradermiques de l'organisme à la tuberculine, donneraient peut-être des résultats à celui qui pourrait les entreprendre. Je n'ai pu donner cet effort final après onze années de ma vie passées à la Faculté, au régiment, aux armées et dans les hôpitaux. Je regrette de n'avoir pu consacrer de longs mois à cette thèse dont le sujet intéressant mériterait un plus grand labeur.

CONCLUSIONS

L'urine contient des substances capables de provoquer des réactions de l'organisme comparables à celles de la tuberculine, mais cependant plus faibles dans la plupart des cas.

Cette réaction de l'urine peut, de même que la tuberculine, être employée comme méthode de diagnostic, mais, beaucoup moins sensible, elle peut parfois induire en erreur.

Il ne semble pas que l'uro-intradermo-réaction puisse devenir un procédé de diagnostic pratique du caractère évolutif des lésions tuberculeuses. Elle n'a pas donné, dans beaucoup de nos observations qui correspondent à des cas de tuberculose faiblement évolutive et non ulcéreuses, les résultats que Wildbolz déclare avoir constatés.

Toutefois, au cours de tuberculoses pulmonaires communes, fibro-caséeuses ou évolutives, il semble que les réactions de l'urine diminuent d'intensité au cours de poussées aiguës, évolutives, congestives, pleurales ou méningées.

De même si l'on ne peut s'appuyer sur l'uro-intradermo-réaction pour établir un pronostic général de la tuberculose, nous avons observé que, dans les tuberculoses très évolutives et graves, elle disparaît en même temps que la réaction intradermique à la tuberculine.

Si l'on compare l'uro-intradermo-réaction à l'intradermo-réaction à la tuberculine, on note, d'ailleurs, que les résultats séméiologiques fournis sont de même ordre, sauf dans certains cas dont nous n'avons pu préciser la signification.

BIBLIOGRAPHIE

Hans Wildbolz. Der biologische Nachweiss aktiver Tuberkuloseherde des menschlichen Körpers durch die intrakutane Eigenharnreaktion, dans le *Correspondenz-Blatt für Schweizer Aerzte*, du 31 mai 1919.

Emile Abderhalden, *Les ferments de défense de l'organisme animal.*

Nicol, *Toxines et antitoxines.*

Metchnikoff, *L'immunité.*

Ludke, *Tuberculine et antituberculine.*

Marmorek, Diagnostic de la tuberculose par la méthode de la déviation du complément (*Presse médicale*, 6 janvier 1909).

Bauer, *Ueber den Nachweis der Antigene bei der Komplement. — Abbenkung der Tuberkulose.*

Debré et Paraf (*Comptes rendus de la Société biologique* Paris, 8, 22, 29 juillet; 28 octobre 1911; — *Ibid*, 31 janvier et 28 février 1914).

Arloing et Biot (*Comptes rendus de la Société de biologie*, tome LXXVI, 28 mars 1914).

Bergeron (*Ibid.*, 4 février 1911).

Anché et Portmann (*Ibid.*, 28 juillet 1913).

Imp. des *Deux-Collines*, rue Davout, Lyon. — 5959

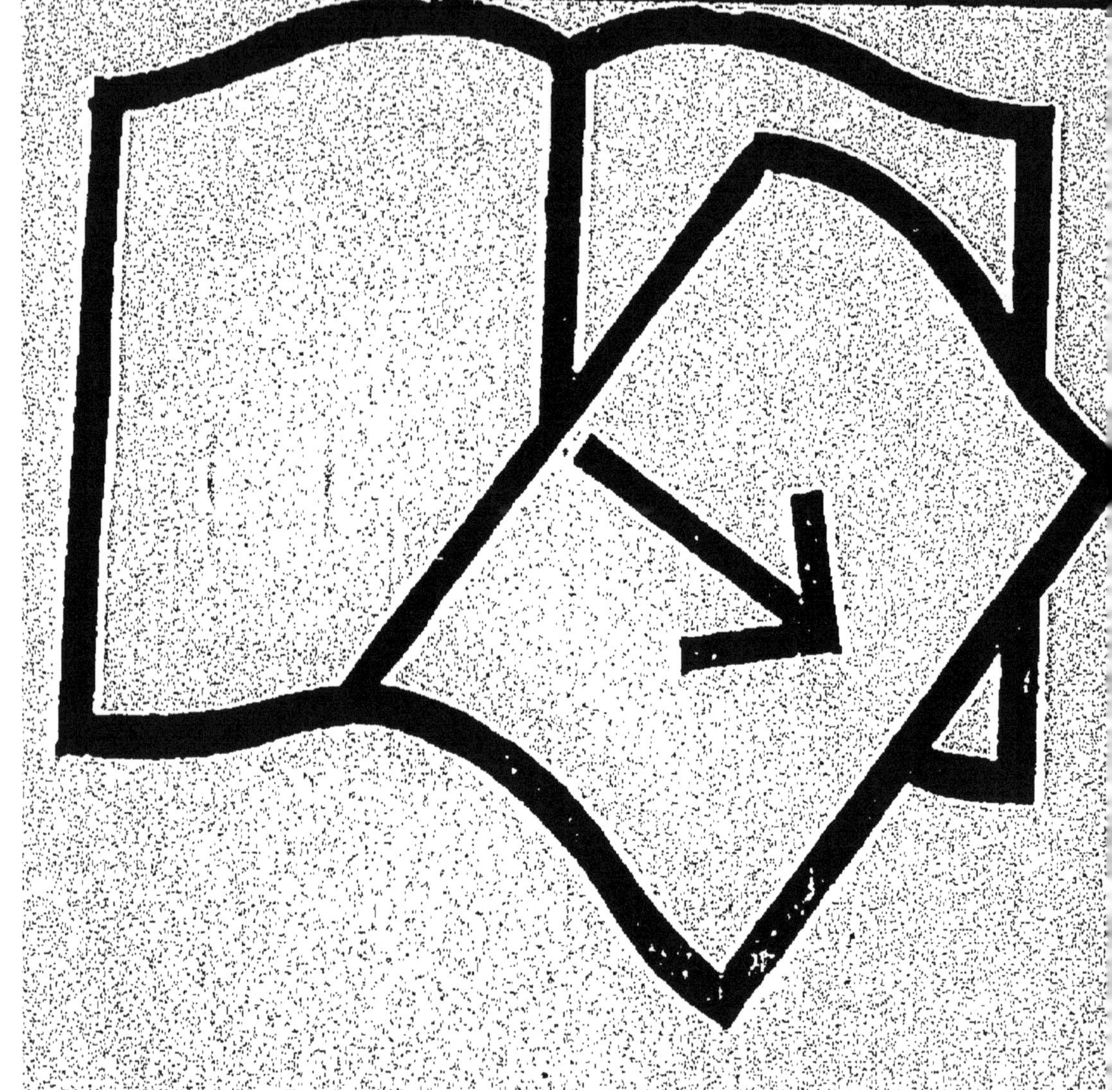
Documents manquants (pages, cahiers...)
NF Z 43-120-13

www.ingramcontent.com/pod-product-compliance
Ingram Content Group UK Ltd.
Pitfield, Milton Keynes, MK11 3LW, UK
UKHW020426230726
13925UKWH00004B/1628

9 782013 593663